TRAITEMENT

du

PALUDISME

PAR

Henri SOULIÉ

PROFESSEUR A LA FACULTÉ DE MÉDECINE D'ALGER

MÉDECIN PRINCIPAL DE 2ᶜ CLASSE

CHEF DE SECTEUR MÉDICAL

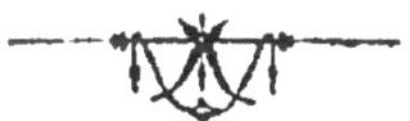

ALGER

ANCIENNE MAISON BASTIDE JOURDAN

JULES CARBONEL, Succʳ

IMPRIMEUR - LIBRAIRE - ÉDITEUR

1918

TRAITEMENT

du

PALUDISME

PAR

Henri SOULIÉ

PROFESSEUR A LA FACULTÉ DE MÉDECINE D'ALGER

MÉDECIN PRINCIPAL DE 2ᵉ CLASSE

CHEF DE SECTEUR MÉDICAL

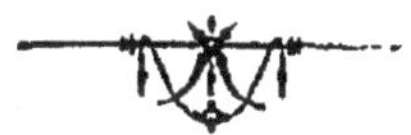

ALGER

ANCIENNE MAISON BASTIDE-JOURDAN

Jules CARBONEL, Succʳ

IMPRIMEUR-LIBRAIRE-ÉDITEUR

1918

TRAITEMENT DU PALUDISME

Nous nous proposons dans ce petit travail, non de passer en revue les traitements du paludisme, mais d'exposer la thérapeutique que nous avons adoptée dans notre service de l'hôpital Maillot. Nous continuons de la suivre car elle nous donne toute satisfaction.

Elle s'inspire de la nature du protozoaire causal contre lequel nous possédons un merveilleux spécifique ; elle s'inspire également des réactions de l'organisme qui concourent à la guérison et qui sont quelquefois capables de l'obtenir toutes seules.

Tout acte thérapeutique doit avoir pour préliminaire un bon diagnostic.

Le diagnostic du paludisme peut être clinique ou microbiologique. Le diagnostic clinique envisagera l'habitat du malade, la forme de la fièvre, l'état des viscères. Il sera vérifié par la pierre de touche thérapeutique qu'on peut exprimer par cette formule : toute fièvre qui résiste à l'administration quotidienne d'une dose de 2 grammes de quinine pendant trois jours n'est pas du paludisme.

La nature de la maladie sera révélée avec certitude par un examen positif du laboratoire. En cas d'examen négatif, il y a lieu de le renouveler. Personne n'ignore que les frottis de sang doivent être prélevés de préférence avant l'usage de la quinine. Le microscope donne avec la certitude du diagnostic, la variété du parasite et peut renseigner sur la gravité du cas.

Le diagnostic établi avec précision, on peut aborder le traitement.

Nous exposerons successivement :

I. — Le traitement spécifique.

II. — Le traitement des complications.

III. — Les médications adjuvantes.

IV. — Les solutions médico-militaires des malades gravement atteints.

I

Traitement spécifique

Nous exposerons la conduite à tenir en présence des accès ordinaires et en présence des accès pernicieux.

ACCÈS ORDINAIRES. — Nous nous servons exclusivement de la quinine. Nous employons de préférence le chlorhydrate basique ; mais à défaut de ce produit, nous employons tout autre sel de quinine en notre possession. Nous avons essayé l'arsénobenzol seul ou associé à la quinine. Nous y avons renoncé.

Il convient d'envisager :

1° Les voies d'introduction ;
2° Les doses et leur mode d'administration ;
3° La durée du traitement.

1° Voies d'introduction

Les frictions cutanées et les lavements étant inopérants sont à rejeter.

On peut donner la quinine par voie buccale, par injection hypodermique, par injection intra-musculaire, par injection intra-veineuse.

En raison de la longueur du traitement, on peut combiner ces divers modes d'administration.

Voie buccale. — Elle est d'un usage commode et n'exige aucun appareil. Le sel peut être administré sous forme de pilules, de dragées, de comprimés, de cachets, ou de solution.

L'ingestion de la quinine présente un double inconvénient. Elle fatigue l'estomac et pour cette raison son usage ne peut être prolongé sans inconvénients. Elle se prête à la supercherie. Certains malades conservent le médicament dans la bouche et le rejettent ensuite.

On peut prendre la précaution de s'assurer que le sel a bien été ingéré en le faisant absorber en sa présence et en ordonnant de boire un peu de liquide par dessus.

Certains malades rejettent le médicament un peu plus tard par des vomissements spontanés ou provoqués.

Voie hypodermique. — Toutes les solutions concentrées exposent à des eschares. Elles sont douloureuses et mal tolérées. Il est préférable d'employer des solutions étendues. Nous faisons usage de la solution suivante :

> Chlorhydrate basique de quinine........   1 gr.
> Solution physiologique de Na Cl .... .   20 grs.

Malgré ce qu'on a écrit à ce sujet, ces injections sont quelquefois douloureuses et s'accompagnent, rarement il est vrai, de petites nécroses cutanées.

Elles ont l'inconvénient d'exiger une seringue de 10 ou de 20^{cm} qu'on ne trouve pas toujours facilement.

Nous les réservons aux malades qui supportent mal les autres modes d'administration.

Voie intra-musculaire. — C'est le mode d'administration dont nous avons le plus largement fait usage. Nous employons la solution suivante :

> Chlorhydrate basique quinine.....   1 gr.
> Uréthane 0 50
> Eau distillée.... ....   3 gr.

pour une ampoule stérilisée.

A défaut d'ampoules, nous nous servons de solutions stériles réparties par petits flacons utilisables dans une séance ou dans une journée. Nous évitons ainsi les contaminations des solutions.

L'avantage des injections intra-musculaires est de comporter seulement la possession d'une seringue de 3^{cm}. Toutes les infirmières et tous les infirmiers sont rapidement aptes à les pratiquer.

On est sûr que la dose de médicament est absorbée et qu'elle est conservée par le malade.

Nous avons toujours choisi la région fessière comme lieu unique d'élection, en évitant avec soin le voisinage du sciatique. Le nombre d'injections ainsi pratiquées dans notre service dépasse vingt mille. Les inconvénients ont été minimes. Ils ont consisté en indurations qui se sont presque toutes résolues par le repos et l'application de compresses chaudes. Dans une dizaine de cas il s'est formé des abcès qui ont guéri rapidement après incision. Il ne s'est jamais produit d'accident névritique.

Presque toujours, la quinine uréthane est rapidement résorbée; elle n'est pas ou est peu douloureuse. Cependant on rencontre des différences individuelles fort variables. Chez certains malades la douleur est très vive ; d'autres résorbent mal et font des nodules qui empêchent la continuation prolongée du traitement. Nous avons assisté à des crises nerveuses chez des névropathes et quelquefois l'injection a été suivie d'un état syncopal inquiétant qui s'est fort heureusement dissipé.

Il va sans dire que la personne chargée des injections devra prendre toutes les précautions classiques d'asepsie (solution, seringue et aiguille, mains de l'opérateur, malade) et ne commettre aucune faute de technique au cours de l'opération.

Voie intra-veineuse. — Nous avons traité systématiquement pendant plusieurs mois tous nos malariques par les injections intra-veineuses de quinine. Nous nous servons de la solution que nous avons déjà indiquée :

Chlorhydrate basique de quinine........   1 gr.
Solution physiologique de Na Cl........   20 gr.

Nous injectons 2 gr. de quinine par jour, 1 gr. dans la matinée et 1 gr. dans l'après-midi.

Nous avons ainsi traité 320 malades qui ont reçu 1500 injections, sans aucun accident. Les effets de ces injections, ainsi que les incidents qui se sont produits ont été relatés dans des communications antérieures.

Lorsque nous n'avons qu'un malade à traiter nous employons la seringue de 20^{cm}. Mais si nous avons plusieurs injections à pratiquer, nous faisons usage d'allonges de verre cylindriques gradués de 20 en 20^{cm} et d'une contenance de 80 à 120^{cc}.

Ces allonges portent à l'une de leurs extrémités une embout sur lequel s'adapte un tube de caoutchouc muni d'un ajutage métallique (emprunté aux grosses seringues en verre) destiné à recevoir l'aiguille.

L'appareil complet est stérilisé par l'ébullition dans un récipient *ad hoc* (aspergière ou poissonnière). Un gros tube de verre cylindrique peut remplacer l'allonge. Il suffit de placer à l'une de ses extrémités un bouchon de liège traversé par un tuyau de verre sur lequel s'adaptera le caoutchouc. La graduation est très facile à réaliser. On part d'un trait tracé à la lime au voisinage de la partie inférieure et on gradue soi-même en marquant les niveaux des 20^{cm} qu'on ajoute graduellement.

L'allonge de verre a l'avantage de permettre la substitution de la pesanteur à la pression manuelle qui s'exerce sur la seringue. En l'élevant ou en l'abaissant, on règle à volonté la vitesse d'écoulement du liquide.

La technique de ces injections est des plus simples. Un lien en caoutchouc est placé à la partie inférieure du bras. L'asepsie de la peau est réalisée de préférence par le lavage à l'alcool. La teinture d'iode a l'inconvénient de durcir les tissus et de masquer le relief vasculaire. On introduit d'abord l'aiguille dans la veine; l'écoulement continu du sang indique qu'on se trouve dans son intérieur. On adapte alors l'ajutage métallique amorcé et on laisse couler les 20^{cc} de liquide qui représentent 1 gramme de quinine.

Il est prudent de tâter la susceptibilité des malades en limitant à 0,50 de sel la dose injectée la première fois.

Les injections intra-veineuses doivent être pratiquées lentement et exigent environ une dizaine de minutes. En se servant de plusieurs appareils, on peut aller assez rapidement et traiter de 30 à 40 malades en une heure. Il est bien rare qu'on ait à soigner, comme cela nous est arrivé, un aussi grand nombre de malades à la fois.

Les avantages de la voie veineuse sont :

La rapidité d'action, l'absence de douleur et de réaction locale, la tolérance du médicament, sa plus grande efficacité.

La rapidité d'action en fait une méthode de choix lorsqu'on se trouve en présence d'un accès pernicieux et qu'il faut aller vite. L'absence de douleur et de réaction locale permet d'utiliser la méthode intra-veineuse alors que les injections hypodermiques et musculaires sont trop douloureuses, qu'elles produisent les eschares, ou qu'elles sont suivies d'indurations tenaces ou gênantes. Les malades préfèrent la plupart du temps ce mode d'administration à tous les autres.

Sans représenter la *Therapia sterilisans magna*, les injections intra-veineuses nous ont donné un plus grand nombre de guérisons définitives que les autres modes d'administration. Elles nous ont donné des résultats inespérés dans les accès pernicieux.

Les inconvénients peuvent résulter de la dimension des veines superficielles, de l'irritation locale, de l'action générale du médicament. Chez certains sujets, les veines superficielles du pli du coude sont tellement petites qu'il n'est pas possible d'y faire pénétrer une aiguille. On choisit alors une veine plus apparente dans une autre région. Lorsqu'on ne pénètre pas franchement dans la veine, qu'on le transfixe ou qu'on l'irrite, il peut se produire une réaction locale plus ou moins vive. Cette irritation est plus forte lorsqu'on injecte une certaine quantité de solution dans le tissu cellulaire; en cas de faute d'asepsie, elle peut produire une inflammation ou un abcès. Mais ces ennuis sont évitables avec un peu d'adresse et un peu d'attention. Quelques malades réagissent très vivement à la pénétration de la quinine dans le sang, ils éprouvent des vertiges, d'une durée variable; d'autres ressentent des nausées plus ou moins intenses pouvant aller jusqu'au vomissement. Dans deux ou trois circonstances nous avons assistés à des troubles syncopaux impressionnants qui se sont du reste rapidement dissipés. Ils ne se sont plus reproduits depuis que nous avons éprouvé la réceptivité du malade en lui donnant 0 gr. 50 de quinine la première fois et en poussant très lentement l'injection. Nous avons assisté aux mêmes accidents syncopaux avec les injections intra-musculaires.

Nous ne mentionnons pas l'entrée de l'air dans les veines, cet accident étant impossible lorsque l'appareil est correctement monté et l'opération bien conduite.

Un autre inconvénient de ces injections est qu'elles doivent être pratiquées par le médecin et ne sauraient sans risques, être confiées à des aides. Pour cette raison, nous n'appliquons le traitement intra-veineux que lorsque nous avons un collaborateur pour le pratiquer [1].

2° Les Doses et leur Mode d'administration

La dose qu'une longue expérience nous a conduit à adopter est de 2 grammes par jour. Nous la considérons comme nécessaire et suffisante. Une dose plus faible n'empêche pas parfois le retour des accès fébriles. Une dose supérieure nous semble inutile. Nous donnons habituellement 1 gramme de sel le matin et 1 gramme l'après-midi. Il nous est arrivé dans certains cas d'intolérance de fractionner davantage et de donner le médicament en 8 fois, par 0 gr. 25, soit par la voie gastrique, soit en injections. Que ce soit à dose massive ou à dose fractionnée, les effets sont sensiblement les mêmes (sauf dans les accès pernicieux qui réclament une dose massive, intra-veineuse de préférence).

A quel moment faut-il donner la quinine? Le plus tôt possible. On se trouve en présence d'un malade qui commence ou qui va commencer un accès malarique. La quinine ne l'empêchera pas de se produire ; s'il s'agit d'un accès ordinaire, on peut attendre qu'il soit terminé. Nous faisons pratiquer l'injection aussitôt que le malade peut

---

(1) Nous remercions MM. les Docteurs Colombani, Courcelle, Bonnet, Maire, du précieux concours qu'ils nous ont prêté.

ja recevoir. Lorsque les 2 grammes de sel sont donnés au cours de l'accès ou dès qu'il est achevé, la règle est que l'accès suivant ne se produit pas ; suivant l'expression consacrée, *il est coupé.*

Pour régler le mode d'administration de la quinine, nous nous sommes appuyé sur le mode d'élimination urinaire. En procédant à de multiples analyses d'urine toutes les 4 heures pendant plusieurs jours de suite, nous avons dressé des courbes d'élimination portant sur une ou plusieurs semaines, établies en donnant la quinine par les diverses voies suivant notre méthode. La courbe est bien différente lorsqu'on donne le médicament un seul jour ou qu'on le donne plusieurs jours consécutifs. D'une façon générale, l'élimination dure en moyenne 48 heures.

Nous pratiquons une sorte de saturation de l'organisme en donnant la quinine pendant trois jours consécutifs. Nous laissons ensuite un repos de 48 heures, et nous prescrivons le médicament un jour de plus. Puis, après un repos de 24 heures, nous reprenons la saturation.

Nous avons adopté un traitement hebdomadaire que nous formulons de la façon suivante :

2 grammes de quinine par jour : lundi, mardi, mercredi et samedi de chaque semaine. Si le malade entre un jour intercalaire, un mardi, un mercredi ou un vendredi, nous donnons la quinine pendant 3 jours consécutifs. Nous laissons un repos de 24 ou de 48 heures de manière à faire marcher ensemble les traitements de tous les malades en commençant pour tous la saturation le lundi. Pour fixer les idées, prenons deux exemples :

Un malarique entre un mardi, le traitement est ainsi réglé : mercredi, jeudi, vendredi, 2 grammes de quinine, samedi et dimanche repos. Lundi, mardi, mercredi et samedi, traitement habituel.

Un autre paludéen entre un vendredi ; traitement de saturation samedi, dimanche, lundi ; repos mardi et mercredi ; quinine jeudi et vendredi, repos samedi et dimanche, pour reprendre avec les autres le traitement commun du lundi.

Le traitement que nous employons comporte des doses quotidiennes parasiticides de 2 grammes de quinine. Ces doses sont données trois jours de auite pour établir une sorte de saturation. Il empêche la reproduction de l'hématozoaire puisque l'organisme n'est pas laissé plus de 48 heures sans spécifique. En groupant tous les traitements aux mêmes jours de la semaine, on évite les erreurs et les omissions.

Un calcul très simple permet de fixer à 50 grammes la quantité moyenne de quinine qu'un paludéen devra absorber pour se guérir. On peut ainsi mesurer les approvisionnements nécessaires.

La dose de 2 grammes concerne les hommes adultes. Elle pourra être réduite pour les femmes, et proportionnée à l'âge et au développement des enfants. On ne perdra pas de vue les deux directives : doses élevées, traitement prolongé.

3° Durée du traitement quinique

En l'absence de toute réaction humorale, il a fallu s'adresser à l'observation pour déterminer la durée d'un traitement quinique.

Cette durée, nous l'avons fixée à une moyenne de six semaines. Nous avons traité 1.800 malades dont la grande majorité avait contracté le paludisme en Orient.

Si le paludisme rapporté de Macédoine a semblé revêtir une allure spéciale, c'est parce qu'il a été à l'origine méconnu ou insuffisamment traité. On a assisté à des phénomènes semblables à ceux qui s'étaient produits en Algérie dans les premiers temps de la conquête, et à ceux, plus récents, qui ont marqué l'expédition de Madagascar. En réalité, il n'y a pas de paludisme quinino-résistant.

L'affluence des malades, l'exiguïté des locaux de l'Hôpital Maillot ont motivé l'évacuation des malariques dans les hôpitaux de l'Intérieur. Nous avons pu traiter d'une manière complète 500 paludéens. Nous avons constaté dans la très grande majorité des cas, 9 fois sur 10, la guérison complète et définitive.

Que faut-il entendre par guérison ? Nous considérons un malade comme guéri lorsqu'il a repris son poids, ses forces et son habitus normaux, que ses viscères (foie et rate) ne sont plus hypertrophiés, que son sang ne contient pas de parasites et que sa formule leucocytaire est revenue en équilibre. Lorsque ces conditions sont réalisées, que la santé s'est maintenue bonne, sans accès fébrile, pendant au moins trois mois, nous considérons le malade comme définitivement guéri.

On parle couramment d'accès fébriles se reproduisant très longtemps après que les malades ont quitté le pays où ils avaient contracté la malaria. Nous considérons ces accès comme produits par une cause banale (angine, embarras gastrique, courbature, etc.) et nous ne croirons à leur nature palustre qu'après qu'un frottis aura démontré l'existence de l'hématozoaire.

Dans le cas où cette éventualité se réaliserait, qu'on veuille bien rechercher l'étiologie dans l'habitat du malade, et l'on parviendra à cette conclusion qu'il s'agit souvent d'une réinfection et non d'une rechûte.

Cette durée de six semaines s'applique, comme nous l'avons dit, aux cas de moyenne intensité. Elle devra être prolongée de deux semaines ou même davantage lorsqu'on se trouvera en présence de malades infectés depuis longtemps, et dont le délabrement s'accompagne de ces hypertrophie considérables de la rate, d'altérations profondes de volume ou de fonctionnement du foie, d'anémie plus ou moins marquée, d'œdèmes dyscrasiques, et d'une asthénie telle qu'ils sont incapables de se tenir à peine debout. Cette perturbation, qui a transformé en quelques mois des hommes vigoureux en véritables loques, est due la plupart du temps à un traitement quinique insuffisant ou insuffisamment prolongé. Avec la quinine bien maniée, à l'aide des médications adjuvantes, ou assiste, comme nous l'avons fait, à de véritables résurections.

TRAITEMENT DES ACCÈS PERNICIEUX. — Il sera spécifique et général.

Les injections intra-veineuses de quinine représentent la meilleure voie d'administration du spécifique. A défaut, on emploiera la voie intra-musculaire. Donner 1 gramme le plus tôt possible, et 1 autre gramme un peu plus tard.

Le traitement général est également très important. On ne perdra pas de vue qu'on se trouve en présence d'un malade qui n'a que quelques instants à vivre. En prolongeant son existence, on donne à la quinine le temps d'agir.

Comment prolonger cette existence sur le point de s'éteindre ? Nous nous sommes servis avec avantage des injections intra-veineuses de sérum glucosé hypertonique à 300 p. 1000 et à la dose de 250 grammes, et de sérum glucosé isotonique à la dose de 500 grammes. A défaut d'injection dans les veines, le sérum sucré isotonique sous la peau nous a rendu des services. Nous avons aussi employé l'adrénaline, soit seule, soit mélangée au sérum.

Nous avons observé la plupart des formes que peut revêtir l'accès pernicieux. Tous nos malades ont guéri, sauf un en 1915, entré trop tard. Nous pensons que nous l'aurions sauvé par l'injection intra-veineuse de quinine, car il a survécu trois ou quatre heures après son admission. Nous n'avions pas encore étudié ce mode de traitement.

L'important, en cette matière est d'aller vite. Il faut avoir l'idée de l'accès pernicieux en Algérie. Lorsqu'on se trouve en présence d'un malade grave, dans le coma ou dans un état semi-comateux, venant d'une région à malaria, s'il a de la fièvre, de l'hypertrophie splénique, le teint terreux, en l'absence de tout autre renseignement, donner de suite la quinine dans le muscle ou dans la veine. Vérifier en même temps le diagnostic par l'examen de laboratoire. Que si le diagnostic de paludisme n'est pas confirmé, le mal n'est pas grand, la quinine n'aggrave pas la situation. Mais par contre, l'orsqu'on à affaire au paludisme, l'intervention opportune apporte le salut au malade qui sans cela, aurait été condamné à une mort presque certaine. Il est dix fois préférable lorsqu'on se trouve en présence d'un fébricitant dans le coma, dont les renseignements rendent l'hypothèse de paludisme plausible, de donner la quinine à tort plutôt que d'omettre de la prescrire dans une circonstance où elle aurait été nécessaire.

L'évolution de la maladie, les renseignements de laboratoire, indiqueront s'il convient ou non d'instituer un traitement antimalarique prolongé.

Tous les médecins pratiquant en Algérie qui penseront à l'accès pernicieux, survenant surtout en été et en automne, sauveront la vie à un grand nombre de malades.

II

Traitement des complications

Les complications les plus fréquentes qu'il nous a été donné d'observer sont les suivantes : l'hypertrophie de la rate, les troubles digestifs et hépatiques, l'altération du rein, les œdèmes et la cachexie, les complications nerveuses (méningite, polynévrites, psychoses).

L'hypertrophie de la rate est un symptôme habituel du paludisme. Elle peut atteindre des degrés divers, fort variables. Tantôt son volume est à peine accru et ne se décèle qu'en pratiquant une percussion minutieuse (normalement la matité splénique est inappréciable). Souvent, son pôle inférieur affleure le bord costal et le dépasse dans les inspirations profondes. Dans les infections non traitées ou insuffisamment traitées, les dimensions de l'organe deviennent énormes. Cette hypersplénie, survenant après l'usage de la quinine, a donné lieu à un préjugé tenace et néfaste ; on a cru que la quinine était la cause de cette hypertrophie, et l'on a vu nombre de personnes refuser le bienfaisant alcaloïde sous prétexte qu'il faisait gonfler la rate.

Nous avons reçu un assez grand nombre de malariques porteurs de rates énormes, descendant jusqu'au pubis et dépassant la ligne médiane à droite. Nous avons ajouté au traitement quinique l'irradiation hebdomadaire par les rayons X à raison de 30 minutes par séance. Les résultats ont été des plus remarquables. Au bout de 8 séances d'irradiation, les malades impaludés à une époque plus ou moins récente ont vu leur rate regresser et reprendre presque les dimensions normales. Chez les malariques anciens, dont l'organe était plus sclérosé que congestionné, la diminution a été très marquée, mais est resté très aisément perceptible à la palpation. Il ne faut pas trop attendre pour intervenir, on aboutit sans cela à un échec. C'est ce qui s'est produit chez un malade très profondément atteint, avec hépatomégalie et ictère ; les résultats ont été à peu près nuls.

Les malades soumis à la radiothérapie avaient le sang également très altéré. On remarquait une augmentation des leucocytes, dont la formule était inversée : pour 30 à 40 polynucléaires, ils avaient 70 à 60 mononucléaires. A la 2e ou à la 3e séance d'irradiation. l'équilibre leucocytaire était redevenu sensiblement normal. Les globules rouges, diminués de nombre, augmentaient avec la durée de leur séjour. Leur réparation était cependant plus lente que pour les leucocytes qui tombaient de 15 à 12.000, à 8.000, à 6.000. Il se produit sous l'action des rayons X des modifications comparables à celles que nous avons observées dans la leucémie.

Nous avons présenté plusieurs de ces malades aux réunions médico-chirurgicales de l'hôpital Maillot. Les médecins qui les ont vus au commencement et à la fin de leur traitement ont pu juger des progrès obtenus.

Les *troubles digestifs* sont des plus variables. Ils peuvent se produire au début de l'invasion et consister en vomissements, diarrhée, état saburral prononcé. Ils peuvent survenir au cours de l'évolution, pendant l'apyrexie, et se manifester de diverses façons, dont la principale est l'anorexie. Ces troubles s'améliorent généralement sous l'influence de la quinine. Ils comportent les traitements habituellement employés dans les maladies des voies digestives.

Les *complications hépatiques* sont susceptibles de prendre la plus extrême gravité. Elles peuvent revêtir toutes les formes et porter leur action principale tantôt sur l'appareil biliaire, tantôt sur le volume total de l'organe qui s'hypertrophie, tantôt sur ses fonctions internes. Elles conditionnent également ce complexus redoutable, la *bilieuse hémoglobinurique*.

Nous avons rencontré une vingtaine de complications hépatiques et quatre fois la bilieuse hémoglobinurique.

Les formes ictériques ont été soignées par le traitement que nous avons l'habitude d'employer contre l'angiocholite banale : une ou deux fois par semaine, calomel à la dose de 0.50 à 0.75 le soir, sulfate de soude à la dose de 10 à 15 grammes le lendemain matin, avec un ou deux lavements froids tous les jours. Régime lacté ou bouillon de légumes. En cas de fléchissement du cœur, association de toni-cardiaques et d'adrénaline. La continuation du traitement quinine a lieu sans inconvénient, souvent avec avantage.

Trois de nos malades ont succombé, deux aux suites d'ictère, le troisième d'insuffisance hépatique. Ce dernier, dont les reins débitaient un volume normal d'urine non albumineuse, a été pris un matin de crises convulsives qui l'ont emporté en 48 heures Son foie était légèrement hypertrophié, le teint subictérique. Le traitement quinique avait éliminé l'action nocive immédiate du plasmode malarique ; l'examen d'un frottis de sang prélevé au cours des crises avait été négatif.

Tous nos malades atteints de bilieuse hémoglobinurique ont guéri. Tantôt la crise est survenue au cours du traitement quinique, tantôt elle s'est produite en dehors du traitement. Nous ne croyons pas à l'action hémolytique de la quinine ; c'est pourquoi nous avons continué le traitement spécifique malgré cette complication. La seule modification apportée a été le fractionnement des doses. Nous avons administré 1 gr. 50, mais le plus souvent 2 grammes de chlorhydrate basique par jour, soit par la voie gastrique, soit par injections intra-musculaires. Nous n'avons eu qu'à nous louer de notre thérapeutique. Le chlorure de calcium et quelquefois l'émétine ont été prescrits concurremment.

La crise hémoglobinurique nous paraît indépendante du paludisme. Nous la considérons comme associée à la malaria et non comme engendré directement par elle.

L'albuminerie que nous avons observée chez les malariques a été transitoire et n'a pas paru influencée par l'usage de la quinine. Chez des malades dont nous ignorons le passé pathologique, il est bien difficile de dire dans quelle mesure le paludisme entraîne la lésion de l'épithélium rénal. Le point pratique important est qu'une néphrite n'est pas un obstacle à l'usage de la quinine.

On rencontre souvent chez les anciens paludéens des *œdèmes généralisés* avec des urines non albumineuses. Nous avons reçu dans le service un travailleur indigène porteur d'une rate énorme, apyrétique, présentant une anasarque considérable. Il était si affaibli qu'il se tenait à peine debout. Suivant la méthode que nous appliquons depuis longtemps aux paludéens anémiques ou cachectisés, nous lui avons fait suivre un traitement quinique, et nous lui avons donné un régime réparateur soutenu par la médication martiale et arsenicale. La rate a été soumise aux irradiations hebdomadaires des rayons X. Nous avions pensé que ce malade était incapable de tout service et nous nous proposions de provoquer le résiliation de son contrat. A notre surprise, les œdèmes ont peu à peu disparu, la rate considérablement diminué, et le retour des forces a été si complet qu'il a été renvoyé dans sa formation reprendre son travail.

Ces états dyscrasiques réunissant l'anémie extrême, les troubles hépatiques, les altérations rénales, l'hypertrophie de la rate, s'accompagnent parfois d'une asthénie profonde avec un pouls misérable. La diminution des forces, jointe à cette hypotension artérielle, paraît sous la dépendance d'une altération plus ou moins étendue des capsules surrénales. L'insuffisance surrénalienne peut se rencontrer à l'état isolé, sans les grands syndromes de la cachexie. Nous n'en avons trouvé que de rares exemples, bien que notre esprit fût orienté vers cette complication. L'usage de l'adrénaline, que nous ajoutons dans ces cas au traitement spécifique, nous a rendu des services appréciés.

Les *complications nerveuses* ont affecté les localisations polynévritique, méningée et mentale. Il est malaisé d'établir le départ entre ce qui est produit par le paludisme et ce qui résulte des autres causes d'altération des nerfs périphériques (alcool, intoxications, maladies infectieuses). Dans certains cas, la malaria exerce une action prépondérante, sinon exclusive. Nous citerons à l'appui de cette opinion le cas d'un officier serbe qu'on amena dans le service sur un brancard. La situation était si critique qu'on avait rédigé son acte de décès. L'examen microbiologique nous ayant montré le *Plasmodium præcox* abondant dans le sang, nous avons institué de suite le traitement spécifique de la tierce maligne qu'il provoquait. L'étude clinique, complétée par la recherche des réactions électriques, nous avait révélé qu'il s'agissait d'un cas de polynévrite généralysée, avec symptômes prédominants au nombre inférieur. Nous eûmes la satisfaction d'enregistrer une amélioration très rapide. Après quatre semaines de traitement anti-malarique et électrique cet officier pouvait se lever, marcher à l'aide de béquilles, alors qu'il était incapable de tout mouvement lors de son arrivée. Les évènements ayant provoqué le retour de ce malade à Bizerte, nous n'avons pu le suivre jusqu'à sa guérison complète.

Dans certaines circonstances, les localisations nerveuses de paludisme sur les enveloppes revêtent l'aspect d'une véritable méningite, avec liquide céphalo-rachidien purulent, fièvre, raideur de la nuque et signe de Kernig. Un examen clinique et microbiologique ne tardent pas à révéler que le malade est atteint de paludisme et que la méningite est d'origine paludéenne. Dans ce cas, l'administration de la quinine constitue un traitement véritablement héroïque. En quelques jours, tous les phénomènes graves du début ont disparu, le malade se lève, marche, s'alimente. Il est bien évident que si la nature de telles méningites reste méconnue, l'injection de tous les sérums dans la cavité arachnoïdienne exercera une action nulle ou aggravante.

Les *psychoses* du paludisme ont été étudiées par divers auteurs, et tout récemment par MM. Porot et Gutmann. Ces psychoses se produisent chez des sujets dont l'état cérébral est en équilibre instable. Un traitement anti malarique bien dirigé, institué en temps voulu, empêchera l'éclosion de ces troubles mentaux ou en limitera tout au moins l'étendue.

Les résultats obtenus par la méthode de traitement que

nous venons d'exposer peuvent se résumer de la façon suivante :

Pendant son séjour à l'hôpital, aucun de nos malariques ayant suivi ponctuellement les injections quiniques, n'a éprouvé d'accès fébrile. Il nous arrive d'assister à l'éclosion d'un ou plusieurs accès avant notre intervention. Nous n'en avons jamais constaté en cours de traitement. Toutes les fois qu'un accès s'est produit, il était causé par une maladie intercurrente, angine, embarras gastrique, ou bien, la quinine n'avait pas été absorbée soit par suite de négligence, soit par supercherie.

Nous avons suivi, autant qu'il a été en notre pouvoir, les malades à leur sortie et nous avons pu nous assurer que la très grande majorité, soit 90 pour 100 environ, avaient guéri d'une manière définitive, et avaient pu reprendre leur service.

Ceux qui ont éprouvé des rechutes ont été soumis à une nouvelle médication qui les a débarrassés pour une large part de leur mal. Les plus gravement atteints ont été l'objet de mesures médico-militaires dont il va être question.

Les décès ont été extrêmement faibles. Sur les 1.800 malariques auxquels nous avons appliqué notre méthode : nous n'avons perdu que quatre malades, dont un d'accès pernicieux à forme comateuse, un autre d'urémie convulsive, les deux autres de complications hépatiques (ictère grave).

III

Médications adjuvantes

Elles ont pour objet de seconder l'effort de l'organisme vers la guérison.

La première condition pour le traitement des malariques est le repos. En cours de traitement, ils sont bien capables de se livrer à des petits travaux, à quelques courses peu fatigantes. Mais ils doivent être tenus à l'infirmerie ou à l'hôpital et dispensés de service.

Pour coopérer à la guérison, une bonne alimentation est indispensable. Chez les malades qui l'acceptent, nous renforçons le régime alimentaire par la prescription d'œufs et de viande crue en supplément.

La plupart du temps, la quinine et le régime suffisent à remonter les malades qui arrivent affaiblis, le teint terreux, les traits tirés et qui repartent méconnaissables en quittant l'hôpital.

Il arrive que l'appétit est diminué, les digestions pénibles et que la somme d'aliments absorbés est insuffisante pour aboutir à la restauration des forces, de l'embonpoint, du coloris. Nous prescrivons les arsenicaux associés à la strychnine ou à la noix vomique. Nous les administrons en injections hypodermiques ou par la voie buccale, suivant les cas. Nous les donnons concurremment avec la quinine, choisissent la voie buccale de préférence lorsque la quinine est donnée en injections, réservant à ceux qui ingèrent le sel, les injections de cacodylate et de strychnine.

Nous faisons succéder le fer aux arsenicaux chez les malades dont l'anémie est particulièrement tenace. Nous avons adopté le protoxalate de fer que nous prescrivons aux doses de trente à quarante centigrammes par jour associé à la rhubarbe.

L'atonie digestive et les troubles dyspeptiques sont combattus par les moyens appropriés.

On peut emprunter bien d'autres armes à l'arsenal thérapeutique. Pour la majeure partie de nos malades nous nous limitons aux ressources déjà énumérées, la quinine, le régime alimentaire renforcé, l'arsenic, la noix vomique, le fer.

Le changement d'air, la vie en montagne, dans un climat frais, quand ils peuvent être réalisés, constituent une ressource de premier ordre, malheureusement très peu applicable à une population hospitalière en temps de guerre.

IV

Solutions médico-militaires

Quelle est la ligne de conduite à tenir vis à vis des malariques plus ou moins gravement atteints ?

Ils peuvent ne plus être porteurs de parasites, sans pour cela être guéris. Leur rate reste plus ou moins hypertrophiée, leur foie douloureux, leur teint subictérique, pâle, leur sang appauvri, leur estomac délabré, leurs forces défaillantes.

Il semble que pour de tels malades, la convalescence, la vie en famille, au grand air quand elle est possible, constitue la solution de choix. Oui, en théorie ; mais en pratique, on a vu des malades ne pas se soigner, se livrer parfois même à des écarts de régime et avoir des rechutes à la fin ou peu de temps après la fin de leur convalescence. Pour obvier à ces inconvénients, il a été décidé que les malades anémiés seraient soignés dans des sanatoriums. (Demander leur évacuation au Directeur du Service de Santé de la Division). Là ils sont soumis à une surveillance médicale et à une médication réparatrice. Ce système a donné de très bons résultats.

Certains malariques ne peuvent, malgré tous les efforts combinés de la nature et de la médication, récupérer toutes leurs forces. Les plus affaiblis, mais dont l'état permet encore de servir, sont proposés pour le service auxiliaire. La réforme temporaire est réservée à ceux qui ont besoin d'un laps de temps plus long pour se remettre, et la réforme définitive à ceux qui paraissent incapables de rendre désormais aucun service.

Le paludisme créant plutôt la prédisposition que l'immunité, on devra proposer pour l'inaptitude à l'armée d'Orient tous les militaires de guérison récente et dont l'état général laisse à désirer.

Nous avons écrit ces quelques lignes pour résumer la méthode de traitement qu'une longue pratique nous a conduit à adopter. Nous avons pensé qu'elle pourrait être utile aux médecins peu familiarisés avec le paludisme. Nous ne saurions trop les mettre en garde contre les formes variées qu'il peut revêtir, contre les complications qu'il peut susciter, contre la charge extrinsèque dont il peut grever d'autres affections. Tous les ans il cause un certain nombre de décès (par accès pernicieux ou par tout autre accident). Ces décès peuvent être évités par un diagnostic précoce et par une intervention énergique.

Tous les ans nous voyons des malariques dont l'état s'aggrave, dont les forces diminuent, dont la constitution se délabre à la suite d'un traitement insuffisant. Un traitement bien dirigé conserverait intactes ces forces vives dont le pays a et aura un si grand besoin à la fin du cataclysme terrible qui a failli l'engloutir.

Nous n'avons pas l'outrecuidante prétention de croire que notre méthode soit la seule bonne, ni qu'elle ait atteint la perfection. Elle contient quelques notions nouvelles telles que les doses plus élevées de quinine, la fixation de la durée du traitement, la méthode des injections intraveineuses que nous avons la première fois systématiquement pratiquées. Nous serons très heureux de la voir adopter et de lui voir subir les retouches suggérées par l'expérience.

Telle qu'elle est, elle nous a donné les plus grandes satisfactions. Nous avons le ferme espoir qu'elle en apportera d'aussi grandes à tous ceux qui voudront bien s'en servir.

TABLE

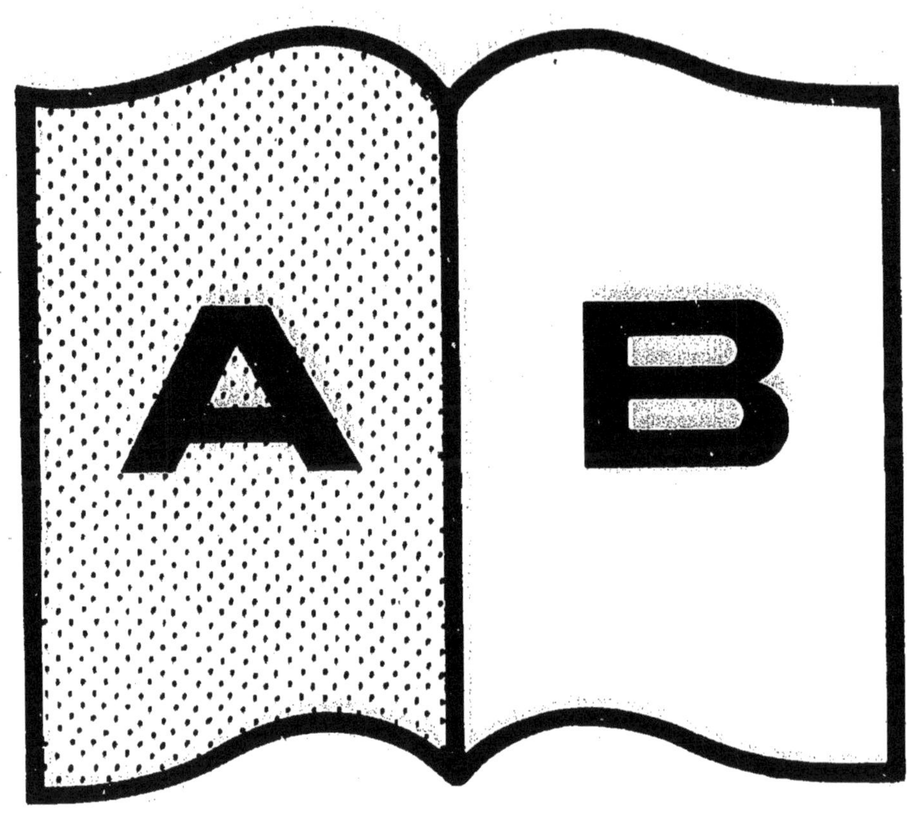

Contraste insuffisant

NF Z 43-120-14